I0767414

Wutbewältigung für Teenager

Ein Leitfaden zur emotionalen Beherrschung für Jungen, wie man seine Wut unter Kontrolle bringt und Selbstbeherrschung erlangt

Alina Robertson

© 2024 ALINA ROBERTSON

Alle Rechte vorbehalten. Kein Teil dieser Veröffentlichung darf ohne die vorherige schriftliche Genehmigung des Herausgebers in irgendeiner Form oder mit irgendwelchen Mitteln, einschließlich Fotokopie, Aufzeichnung oder anderen elektronischen oder mechanischen Methoden, reproduziert, verbreitet oder übertragen werden, außer im Falle kurzer Zitate in kritischen Rezensionen und bestimmten anderen nichtkommerziellen Nutzungen, die durch das Urheberrecht zulässig sind.

Haftungsausschluss

Dieses Buch dient ausschließlich Bildungs- und Informationszwecken. Die in diesem Buch bereitgestellten Informationen ersetzen keine professionelle Beratung oder Behandlung. Der Autor und der Herausgeber lehnen jegliche Haftung, Verluste oder Risiken ab, die direkt oder indirekt aus der Nutzung und Anwendung der Inhalte dieses Buches entstehen. Den Lesern wird empfohlen, bei spezifischen Anliegen oder Problemen im Zusammenhang mit der Wutbewältigung oder der psychischen Gesundheit professionelle Beratung und Unterstützung von qualifizierten Fachleuten einzuholen.

Obwohl alle Anstrengungen unternommen wurden, um die Richtigkeit und Vollständigkeit der in diesem Buch bereitgestellten Informationen sicherzustellen, geben der Autor und der Herausgeber keinerlei ausdrückliche oder stillschweigende Zusicherungen oder

Gewährleistungen hinsichtlich der Vollständigkeit, Genauigkeit, Zuverlässigkeit, Eignung oder Verfügbarkeit ab Respekt vor dem Inhalt dieses Buches. Jegliches Vertrauen, das Sie auf solche Informationen setzen, erfolgt daher ausschließlich auf Ihr eigenes Risiko.

Die in diesem Buch geäußerten Ansichten und Meinungen sind die des Autors und spiegeln nicht unbedingt die offizielle Politik oder Position einer im Buch erwähnten Organisation oder Institution wider.

Alina Robertson ist keine lizenzierte Therapeutin, Psychologin oder Beraterin und die in diesem Buch bereitgestellten Informationen sollten nicht als Ersatz für eine professionelle Beratung oder Behandlung angesehen werden. Den Lesern wird empfohlen, sich für eine individuelle Beratung und Unterstützung an qualifizierte Fachleute zu wenden.

Inhaltsverzeichnis

Einführung

Jake saß zusammengesunken mit geballten Fäusten und angespanntem Kiefer an seinem Schreibtisch. Er spürte, wie die vertraute Welle der Wut in ihm aufstieg, wie ein Vulkan, der kurz vor dem Ausbruch steht. Es war ein harter Tag gewesen – zuerst ein hitziger Streit mit seinem besten Freund wegen eines Missverständnisses, dann eine Schelte von seinem Lehrer, weil er vergessen hatte, seine Hausaufgaben abzugeben. Alles schien schief zu laufen und Jake wusste nicht, wie er der wachsenden Frustration Einhalt gebieten sollte.

Als die Glocke läutete und das Ende des Schultages ankündigte, stürmte Jake aus dem Klassenzimmer und bemerkte seine Klassenkameraden im Vorbeigehen kaum. Er konnte die Hitze spüren, die sein Körper ausstrahlte, und sein Herz hämmerte in seiner Brust. Er wollte nur fliehen – dem Lärm, dem Druck, der überwältigenden

Welle der Gefühle, die ihn zu überfluten drohten.

Doch als Jake nach draußen in die kühle Nachmittagsluft trat, fiel ihm etwas auf – ein kleiner Vogel, der auf einem Ast in der Nähe saß und dessen Federn von der sanften Brise zerzaust wurden. Für einen Moment schien Jakes Zorn dahinzuschmelzen, als er den Vogel beobachtete, dessen zarte Schönheit einen starken Kontrast zu dem Aufruhr bildete, der in ihm tobte.

In diesem Moment der Stille wurde Jake etwas Tiefgreifendes bewusst – dass seine Wut, wie die Sturmwolken, die sich am Himmel zusammenzogen, irgendwann vergehen würde. Und so wie der Vogel den Sturm überstanden hatte, konnte er es auch. Mit einem tiefen Atemzug traf Jake die bewusste Entscheidung, seine Wut loszulassen und die Spannung zu lösen, die sich in ihm aufgebaut hatte.

Als er nach Hause ging, spürte Jake ein Gefühl der Erleichterung, das ihn überkam. Er wusste, dass Wut immer ein Teil seines Lebens sein würde, aber jetzt wusste er auch, dass er die Macht hatte, sie zu kontrollieren. Und mit diesem Wissen kam ein neues Gefühl der Freiheit – die Freiheit, sich selbst inmitten des Chaos für den Frieden zu entscheiden.

Die Pubertät ist eine Zeit enormen Wachstums und Wandels, geprägt von einem Wirbelsturm an Emotionen, Erfahrungen und Herausforderungen. Für viele Jungen im Teenageralter kann sich die Bewältigung dieser Reise wie eine Achterbahnfahrt anfühlen, mit Höhen der Aufregung und Tiefen der Frustration und Wut. Dieses Buch soll Ihnen als Leitfaden dienen und praktische Strategien und Erkenntnisse bieten, die Ihnen helfen, die Macht Ihrer Wut zu verstehen, zu bewältigen und letztendlich zu nutzen.

Wut verstehen:

Wut ist eine natürliche und normale Emotion, die jeder irgendwann in seinem Leben erlebt. Es ist eine Reaktion auf das Gefühl von Bedrohung, Frustration oder Verletzung und kann sich auf verschiedene Weise äußern – von Irritation und Verärgerung bis hin zu ausgewachsener Wut. Wut zu verstehen ist der erste Schritt, um effektiv mit ihr umzugehen.

Im Kern ist Wut oft ein Signal dafür, dass etwas nicht stimmt oder Aufmerksamkeit erfordert. Auslöser können äußere Ereignisse sein, etwa Konflikte mit Freunden oder der Familie, akademischer Druck oder das Gefühl, missverstanden oder ungerecht behandelt zu werden. Es kann auch auf interne Faktoren wie ein geringes Selbstwertgefühl, unerfüllte Erwartungen oder ein ungelöstes Trauma zurückzuführen sein.

Warum Wut für Teenager wichtig ist:

Wut ist im Teenageralter aus mehreren Gründen besonders bedeutsam. Erstens ist die Adoleszenz eine Zeit intensiver emotionaler Entwicklung, in der Jugendliche lernen, mit ihren Gefühlen umzugehen und sich selbstbewusst auszudrücken. Wenn Wut nicht kontrolliert wird, kann sie diesen Prozess stören und zu angespannten Beziehungen, schlechten Entscheidungen und sogar Gewalt führen.

Zweitens kann ungelöster Ärger langfristige Folgen für die geistige und körperliche Gesundheit haben. Chronischer Ärger wird mit einer Reihe von Problemen in Verbindung gebracht, darunter Depressionen, Angstzustände, Drogenmissbrauch und Herz-Kreislauf-Probleme. Indem Jugendliche frühzeitig lernen, mit ihrer Wut umzugehen, können sie den Grundstein für eine gesündere und glücklichere Zukunft legen.

Und schließlich kann Wut eine starke Kraft für positive Veränderungen sein, wenn sie konstruktiv kanalisiert wird. Es kann Jugendliche motivieren, sich für sich selbst und andere einzusetzen, sich gegen Ungerechtigkeit zu wehren und die zugrunde liegenden Probleme in ihrem Leben anzugehen. Indem Jugendliche lernen, ihre Wut auf produktive Weise zu nutzen, können sie widerstandsfähiger, einfühlsamer und selbstbewusster werden.

Erforschung von Wutauslösern

Für eine effektive Wutbewältigung ist es wichtig zu verstehen, was Ihre Wut auslöst. Die Auslöser können von Person zu Person sehr unterschiedlich sein und sowohl interner als auch externer Natur sein. In diesem Abschnitt befassen wir uns mit der Identifizierung persönlicher Auslöser und dem Erkennen externer Auslöser, damit Sie Ihre Wut besser verstehen und bewältigen können.

Persönliche Auslöser identifizieren
Persönliche Auslöser sind innere Faktoren, die Wutgefühle hervorrufen können. Diese Auslöser haben oft ihre Wurzeln in früheren Erfahrungen, Überzeugungen und Werten und können von Person zu Person sehr unterschiedlich sein. Die Identifizierung Ihrer persönlichen Auslöser ist der erste Schritt, um die Kontrolle über Ihre Wut zu erlangen.

1. **Denken Sie über vergangene Erfahrungen nach:** Nehmen Sie sich etwas Zeit, um über vergangene Erfahrungen nachzudenken, die zu Wutgefühlen geführt haben. Gab es ein wiederkehrendes Thema oder Muster? Es kann beispielsweise sein, dass Sie wütend werden, wenn Sie sich respektlos fühlen oder wenn Ihre Grenzen überschritten werden.

2. **Erkunden Sie Grundüberzeugungen:** Unsere Überzeugungen über uns selbst, andere und die Welt um uns herum können erheblich beeinflussen, wie wir Situationen interpretieren und darauf reagieren. Überlegen Sie, ob Sie Grundüberzeugungen haben, die zu Ihrer Wut beitragen. Wenn Sie beispielsweise glauben, dass Sie immer die Kontrolle behalten müssen oder dass Sie nicht gut genug sind, werden Sie vielleicht wütend, wenn die Dinge nicht nach Plan laufen.

3. **Identifizieren Sie Auslöser in bestimmten Situationen:** Achten Sie auf

Situationen oder Kontexte, in denen Sie dazu neigen, ein erhöhtes Maß an Wut zu erleben. Geschieht dies bei Konflikten mit Gleichaltrigen oder Autoritätspersonen? Ist es eine Reaktion auf Kritik oder wahrgenommene Ungerechtigkeiten? Indem Sie häufige Auslöser identifizieren, können Sie damit beginnen, Strategien für einen effektiveren Umgang mit ihnen zu entwickeln.

4. **Überwachen Sie körperliche und emotionale Reaktionen:** Beachten Sie, wie Ihr Körper und Geist reagieren, wenn Sie auf einen Auslöser stoßen. Spüren Sie Verspannungen in Ihren Muskeln, schnellen Herzschlag oder rasende Gedanken? Wenn Sie sich der physischen und emotionalen Signale bewusst werden, können Sie erkennen, wann Sie ausgelöst werden, und proaktive Maßnahmen ergreifen, um die Situation zu entschärfen.

5. **Führen Sie ein Trigger-Tagebuch:** Erwägen Sie, ein Tagebuch zu führen, in

dem Sie Vorfälle von Wut und die Ereignisse oder Gedanken, die ihnen vorausgegangen sind, aufzeichnen. Dies kann Ihnen helfen, Muster im Laufe der Zeit zu erkennen und tiefere Einblicke in Ihre persönlichen Auslöser zu gewinnen.

Indem Sie sich die Zeit nehmen, Ihre persönlichen Auslöser zu identifizieren, können Sie eine bessere Kontrolle über Ihre Wut erlangen und anpassungsfähigere Methoden entwickeln, um auf herausfordernde Situationen zu reagieren.

Erkennen externer Auslöser
Äußere Auslöser sind Faktoren in der Umgebung, die Gefühle der Wut hervorrufen können. Zu diesen Auslösern können bestimmte Personen, Orte, Situationen oder Ereignisse gehören, die eine starke emotionale Reaktion hervorrufen. Um die emotionale Stabilität aufrechtzuerhalten und eine Eskalation zu verhindern, ist es wichtig, zu lernen, externe Auslöser zu erkennen und zu bewältigen.

1. **Identifizieren Sie häufige Auslöser:** Beginnen Sie damit, häufige äußere Auslöser zu identifizieren, die Wutgefühle hervorrufen. Dazu kann gehören, dass Sie kritisiert werden, sich ignoriert oder abgewiesen fühlen oder mit Situationen konfrontiert werden, die Ihren Sinn für Fairness oder Gerechtigkeit in Frage stellen.

2. **Achten Sie auf Umwelteinflüsse:** Beachten Sie, wie sich Ihre Umgebung auf Ihre Stimmung und Ihr Verhalten auswirkt. Gibt es bestimmte Orte oder Umgebungen, an denen Sie sich gereizter oder nervöser fühlen? Achten Sie auf Faktoren wie Lärmpegel, Gedränge oder Temperatur, die Ihren emotionalen Zustand beeinflussen können.

3. **Erkennen Sie auslösende Situationen:** Bestimmte Situationen können von Natur aus Ärger auslösen, z. B. im Stau stehen, in langen Schlangen warten oder sich mit technischen Störungen befassen. Indem Sie

diese Auslöser antizipieren, können Sie sich mental und emotional darauf vorbereiten, effektiver mit ihnen umzugehen.

4. **Grenzen setzen:** Das Festlegen von Grenzen kann dazu beitragen, Sie vor externen Auslösern zu schützen, die in Ihrer Kontrolle liegen. Wenn beispielsweise bestimmte Menschen ständig Wutgefühle hervorrufen, sollten Sie darüber nachdenken, Grenzen für Ihre Interaktionen mit ihnen zu setzen oder Wege zu finden, Ihre Exposition zu begrenzen.

5. **Üben Sie Achtsamkeit:** Achtsamkeitstechniken wie tiefes Atmen, Meditation oder Erdungsübungen können Ihnen helfen, präsent und zentriert zu bleiben, wenn Sie mit externen Auslösern konfrontiert werden. Indem Sie Achtsamkeit kultivieren, können Sie ein größeres Bewusstsein für Ihre Reaktionen entwickeln und anpassungsfähigere Reaktionen wählen.

6. **Suchen Sie Unterstützung:** Zögern Sie nicht, Unterstützung von Freunden, Familie oder Fachleuten zu suchen, wenn Sie Schwierigkeiten haben, externe Auslöser alleine in den Griff zu bekommen. Wenn Sie mit jemandem sprechen, dem Sie vertrauen, können Sie Perspektive, Bestätigung und praktische Ratschläge für die Bewältigung herausfordernder Situationen erhalten.

Indem Sie externe Auslöser erkennen und Strategien zu deren Bewältigung entwickeln, können Sie die Häufigkeit und Intensität Ihrer Wut reduzieren, was zu mehr emotionalem Wohlbefinden und zwischenmenschlicher Harmonie führt.

Das Verstehen und Bewältigen von Wutauslösern ist ein entscheidender Aspekt der Wutbewältigung für Teenager. Durch die Identifizierung persönlicher Auslöser und das Erkennen externer Auslöser können Sie eine bessere Kontrolle über Ihre emotionalen Reaktionen erlangen und die

Höhen und Tiefen der Adoleszenz gelassener und widerstandsfähiger meistern.

Die Wissenschaft hinter Wut

Das Verständnis der Wissenschaft hinter Wut kann wertvolle Erkenntnisse darüber liefern, wie sie sich auf Körper und Geist auswirkt. Von physiologischen Veränderungen bis hin zu neuronalen Prozessen ist Wut ein komplexes Gefühl mit weitreichenden Auswirkungen. In diesem Abschnitt werden wir untersuchen, wie sich Wut auf Körper und Geist auswirkt, und uns mit der Neurobiologie der Wut befassen.

Wie sich Wut auf Körper und Geist auswirkt

Wut löst eine Kaskade physiologischer Reaktionen aus, die den Körper darauf vorbereiten, auf wahrgenommene Bedrohungen oder Herausforderungen zu reagieren. Wenn Sie Wut verspüren, schüttet Ihr Körper Stresshormone wie Adrenalin und Cortisol aus, die die Herzfrequenz, den Blutdruck und die Atemfrequenz erhöhen. Diese physiologische Erregung wird oft von Muskelanspannung, erhöhter Wachsamkeit und einem Energieschub begleitet, der Sie auf Kampf oder Flucht vorbereitet.

Während diese Reaktionen in bestimmten Situationen anpassungsfähig sein können, kann chronischer oder intensiver Zorn sowohl die körperliche als auch die geistige Gesundheit beeinträchtigen. Eine längere Einwirkung von Stresshormonen kann das Immunsystem schwächen, den Schlafrhythmus stören und zu Herz-Kreislauf-Problemen wie Bluthochdruck und Herzerkrankungen führen. Darüber hinaus wird chronischer Ärger mit einem erhöhten Risiko für Angstzustände, Depressionen und andere psychische Störungen in Verbindung gebracht.

Auf kognitiver Ebene kann Wut das Urteilsvermögen, die Entscheidungsfindung und die Impulskontrolle beeinträchtigen. Wenn Sie wütend sind, wird der präfrontale Kortex Ihres Gehirns – verantwortlich für rationales Denken und Selbstregulierung – möglicherweise weniger aktiv, während

Regionen, die mit emotionaler Verarbeitung und Reaktionsfähigkeit verbunden sind, wie die Amygdala, möglicherweise aktiver werden. Dieses Ungleichgewicht kann zu impulsivem oder aggressivem Verhalten sowie zu Schwierigkeiten führen, Situationen aus alternativen Perspektiven zu betrachten.

Darüber hinaus kann Wut Auswirkungen auf zwischenmenschliche Beziehungen haben, da sie häufig zu Kommunikationsstörungen, Konflikten und Unmut führt. Wenn Einzelpersonen nicht in der Lage sind, ihre Wut effektiv zu bewältigen, kann dies die Beziehungen zu Familie, Freunden und Gleichaltrigen belasten und zu Gefühlen der Isolation und Einsamkeit führen.

Neurobiologie des Zorns

Die Neurobiologie der Wut umfasst komplexe Wechselwirkungen zwischen verschiedenen Regionen des Gehirns, Neurotransmittern und Hormonsystemen. Das Herzstück der Wutschaltkreise des

Gehirns ist die Amygdala, eine mandelförmige Struktur im limbischen System. Die Amygdala spielt eine zentrale Rolle bei der Verarbeitung von Emotionen, insbesondere Angst, Aggression und Wut.

Wenn Sie eine Bedrohung oder Ungerechtigkeit wahrnehmen, werden sensorische Informationen an die Amygdala weitergeleitet, die dann Signale an andere Gehirnregionen wie den Hypothalamus und den Hirnstamm sendet, um die Stressreaktion des Körpers einzuleiten. Dies löst die Freisetzung von Stresshormonen aus, die den Körper auf Maßnahmen vorbereiten und die emotionale Erregung verstärken.

Neben der Amygdala spielen auch andere Gehirnregionen wie der präfrontale Cortex und der anteriore cinguläre Cortex eine wichtige Rolle bei der Regulierung und Modulation von Wutreaktionen. Der präfrontale Kortex ist an kognitiven Prozessen wie Entscheidungsfindung,

Impulskontrolle und Emotionsregulation beteiligt, während der vordere cinguläre Kortex dabei hilft, emotionale Erregung zu überwachen und zu regulieren.

Neurotransmitter wie Dopamin, Serotonin und Noradrenalin spielen ebenfalls eine Schlüsselrolle beim Erleben und Ausdruck von Wut. Ungleichgewichte in diesen Neurotransmittersystemen wurden mit verschiedenen psychiatrischen Störungen in Verbindung gebracht, die durch fehlregulierte Wut gekennzeichnet sind, wie Depression, Angst und posttraumatische Belastungsstörung (PTBS).

Das Verständnis der Neurobiologie der Wut kann wertvolle Einblicke in die zugrunde liegenden Mechanismen liefern und die Entwicklung wirksamerer Interventionen zur Wutbewältigung unterstützen. Durch die gezielte Behandlung bestimmter Gehirnregionen, Neurotransmittersysteme und Hormonbahnen können Forscher und Kliniker maßgeschneiderte Strategien zur

Vorbeugung und Behandlung von zornbedingten Problemen entwickeln.

Zusammenfassend lässt sich sagen, dass Wut eine komplexe Emotion mit tiefgreifenden Auswirkungen auf Körper und Geist ist. Indem wir verstehen, wie sich Wut auf die physiologischen Reaktionen des Körpers und die neuronalen Schaltkreise des Gehirns auswirkt, können wir einen besseren Einblick in die zugrunde liegenden Mechanismen gewinnen und wirksamere Strategien zur Bewältigung von Wut und zur Förderung des emotionalen Wohlbefindens entwickeln.

Wut konstruktiv ausdrücken

Wut ist eine natürliche und berechtigte Emotion, aber sie auf konstruktive Weise auszudrücken ist der Schlüssel zur Aufrechterhaltung gesunder Beziehungen und zur effektiven Lösung von Konflikten. In diesem Abschnitt werden wir zwei wichtige Aspekte des konstruktiven Ausdrucks von Wut untersuchen: Kommunikationsfähigkeiten und Durchsetzungstechniken.

Kommunikationsfähigkeit

Effektive Kommunikation ist unerlässlich, um Ärger auf konstruktive Weise auszudrücken. Es geht darum, Ihre Gefühle klar und selbstbewusst auszudrücken und gleichzeitig einfühlsam auf die Perspektive anderer zu hören. Hier sind einige Kommunikationsfähigkeiten, die Ihnen helfen können, Wut konstruktiv auszudrücken:

1. Verwenden Sie „Ich"-Aussagen: Konzentrieren Sie sich beim Ausdruck Ihrer Wut auf Ihre eigenen Gefühle und Erfahrungen, indem Sie „Ich"-Aussagen verwenden. Anstatt zum Beispiel zu sagen: „Du machst mich immer wütend", solltest du sagen: „Ich bin frustriert, wenn …"

2. Seien Sie spezifisch und konkret: Formulieren Sie klar und deutlich das Verhalten oder die Handlung, die Ihren Ärger verursacht, und nennen Sie nach Möglichkeit konkrete Beispiele. Vermeiden Sie Verallgemeinerungen oder Übertreibungen, da diese die Gültigkeit Ihrer Nachricht untergraben können.

3. Bleiben Sie ruhig und kontrolliert: Behalten Sie ein ruhiges und gelassenes Verhalten bei, wenn Sie Ihren Ärger ausdrücken. Vermeiden Sie Schreie, Beschimpfungen oder aggressive Körpersprache, da dies Konflikte eskalieren und eine effektive Kommunikation behindern kann.

4. Aktiv zuhören: Seien Sie aufmerksam und aufgeschlossen, wenn Sie der Perspektive anderer zuhören. Bestätigen Sie ihre Gefühle und zeigen Sie Empathie, auch wenn Sie mit ihrem Standpunkt nicht einverstanden sind. Aktives Zuhören kann helfen, Konflikte zu entschärfen und das gegenseitige Verständnis zu fördern.

5. Suchen Sie nach Lösungen: Konzentrieren Sie sich darauf, für beide Seiten akzeptable Lösungen für das zugrunde liegende Problem zu finden, anstatt die Schuld zuzuschieben oder Rache zu üben. Arbeiten Sie mit der anderen Partei zusammen, um mögliche Lösungen zu finden und gemeinsam auf eine Lösung hinzuarbeiten.

6. Machen Sie bei Bedarf Pausen: Wenn die Emotionen hochkochen und die Kommunikation herzlich wird, ist es in Ordnung, eine Pause einzulegen und das Gespräch später noch einmal aufzunehmen.

Nutzen Sie diese Zeit, um sich zu beruhigen, über Ihre Gefühle nachzudenken und Ihre Gedanken zu sammeln, bevor Sie mit der Diskussion fortfahren.

Durchsetzungstechniken

Durchsetzungsvermögen bedeutet, seine Gedanken, Gefühle und Bedürfnisse klar, respektvoll und selbstbewusst auszudrücken und gleichzeitig die Rechte und Grenzen anderer zu respektieren. Durchsetzungstechniken können Ihnen dabei helfen, Ihre Rechte durchzusetzen und Ihre Wut effektiv zu kommunizieren, ohne auf Aggressivität oder Passivität zurückzugreifen. Hier sind einige Durchsetzungstechniken, die Sie in Betracht ziehen sollten:

1. **Verwenden Sie „Ich"-Aussagen:** Wie bereits erwähnt können „Ich"-Aussagen Ihnen helfen, Ihre Gefühle und Bedürfnisse zum Ausdruck zu bringen, ohne andere zu beschuldigen oder anzugreifen. Zum Beispiel: „Ich bin verärgert, wenn Sie mich

bei Besprechungen unterbrechen. Ich würde mich freuen, wenn Sie mich ausreden lassen könnten."

2. Grenzen setzen: Definieren Sie Ihre Grenzen klar und kommunizieren Sie sie selbstbewusst gegenüber anderen. Zur selbstbewussten Festlegung von Grenzen gehört es, Ihre Grenzen klar und respektvoll darzulegen und bereit zu sein, sie bei Bedarf durchzusetzen. Zum Beispiel: „Ich fühle mich nicht wohl dabei, meine Sachen ohne Erlaubnis zu verleihen. Bitte fragen Sie mich zuerst, bevor Sie sie verwenden."

3. Üben Sie aktives Zuhören: Durchsetzungsfähige Kommunikation beinhaltet nicht nur, sich selbst auszudrücken, sondern auch aktiv auf die Bedürfnisse und Sorgen anderer zu hören. Zeigen Sie Empathie und Verständnis und zeigen Sie, dass Sie ihre Perspektive schätzen.

4. Verwenden Sie eine durchsetzungsfähige Körpersprache: Achten Sie auf Ihre Körpersprache, wenn Sie sich durchsetzen. Stehen oder sitzen Sie aufrecht, stellen Sie Augenkontakt her und verwenden Sie einen festen, aber ruhigen Tonfall. Vermeiden Sie es, die Arme zu verschränken, herumzuzappeln oder Kontakt zu vermeiden, da dies auf Abwehrbereitschaft oder Unsicherheit hinweisen kann.

5. Lernen Sie, Nein zu sagen: Durchsetzungsvermögen bedeutet, bei Bedarf Nein sagen zu können, ohne sich schuldig zu fühlen oder sich übermäßig zu entschuldigen. Üben Sie, selbstbewusst, aber respektvoll „Nein" zu sagen, und bieten Sie gegebenenfalls Alternativen oder Kompromisse an.

6. Nutzen Sie durchsetzungsfähige Konfliktlösungstechniken: Wenn Konflikte auftreten, können durchsetzungsfähige

Konfliktlösungstechniken Ihnen dabei helfen, das Problem direkt anzusprechen und Ihre Bedürfnisse durchzusetzen und gleichzeitig die Rechte und Gefühle anderer zu respektieren. Konzentrieren Sie sich darauf, Win-Win-Lösungen zu finden, die den Bedürfnissen aller Beteiligten gerecht werden.

Durch die Beherrschung von Kommunikationsfähigkeiten und Durchsetzungstechniken können Sie Wut konstruktiv ausdrücken, Konflikte effektiv lösen und gesunde Beziehungen zu anderen pflegen. Denken Sie daran, dass es beim konstruktiven Ausdruck von Wut nicht darum geht, Ihre Gefühle zu unterdrücken oder zu leugnen, sondern dass es vielmehr darum geht, sie auf eine Weise auszudrücken, die sowohl Sie selbst als auch andere respektiert.

Strategien zum Umgang mit Wut

Wut ist ein starkes Gefühl, das, wenn es nicht unter Kontrolle gebracht wird, negative Auswirkungen auf unsere Beziehungen, unsere Gesundheit und unser allgemeines Wohlbefinden haben kann. Glücklicherweise gibt es mehrere wirksame Strategien, um auf gesunde und konstruktive Weise mit Wut umzugehen. In diesem Abschnitt werden wir drei Schlüsselstrategien untersuchen: tiefe Atem- und Entspannungsübungen, kognitive Umstrukturierung und Problemlösungstechniken.

Tiefenatmung und Entspannungsübungen

Tiefe Atem- und Entspannungsübungen sind wirksame Mittel, um Körper und Geist in Momenten der Wut zu beruhigen. Diese Techniken funktionieren, indem sie die Entspannungsreaktion des Körpers aktivieren, die der mit Wut verbundenen physiologischen Erregung entgegenwirkt.

Hier sind einige Entspannungsübungen, die Sie ausprobieren können:

1. Tiefe Atmung: Machen Sie tiefe Atemübungen, um Ihre Herzfrequenz zu verlangsamen und ein Gefühl der Ruhe zu fördern. Setzen oder legen Sie sich in eine bequeme Position, schließen Sie die Augen und atmen Sie langsam und tief durch die Nase ein, um Ihre Lungen mit Luft zu füllen. Halten Sie den Atem einige Sekunden lang an und atmen Sie dann langsam durch den Mund aus. Wiederholen Sie diesen Vorgang mehrmals, bis Sie sich entspannter fühlen.

2. Progressive Muskelentspannung (PMR): Bei der PMR geht es um die Anspannung und anschließende Entspannung jeder Muskelgruppe in Ihrem Körper, eine nach der anderen, um Entspannung und Entspannung zu fördern. Beginnen Sie mit den Zehen und arbeiten Sie sich bis zum Kopf vor, wobei Sie jede Muskelgruppe einige Sekunden lang anspannen, bevor Sie sie loslassen.

Konzentrieren Sie sich auf das Gefühl der Entspannung, während Sie die Spannung in jeder Muskelgruppe lösen.

3. Visualisierung: Schließen Sie die Augen und stellen Sie sich vor, Sie befinden sich an einem friedlichen, beruhigenden Ort, beispielsweise an einem Strand, einem Wald oder einem Rückzugsort in den Bergen. Visualisieren Sie die Anblicke, Geräusche und Empfindungen dieser ruhigen Umgebung und lassen Sie sich ganz in das Erlebnis eintauchen. Visualisierung kann dabei helfen, Ihren Geist von ärgererregenden Gedanken abzulenken und die Entspannung zu fördern.

4. Achtsamkeitsmeditation: Üben Sie Achtsamkeitsmeditation, um das Bewusstsein für den gegenwärtigen Moment und die vorurteilsfreie Akzeptanz Ihrer Gedanken und Gefühle zu kultivieren. Konzentrieren Sie sich auf Ihren Atem, Ihre Körperempfindungen oder ein bestimmtes Meditationsobjekt und lenken Sie Ihre

Aufmerksamkeit sanft zurück, wenn Ihre Gedanken abschweifen. Achtsamkeitsmeditation kann Ihnen helfen, Ihre Wut zu beobachten, ohne sich von ihr überwältigen zu lassen.

Indem Sie tiefe Atem- und Entspannungsübungen in Ihre tägliche Routine integrieren, können Sie Ihre Widerstandsfähigkeit gegenüber Wutauslösern stärken und ein größeres Gefühl der Ruhe und des emotionalen Gleichgewichts entwickeln.

Kognitive Umstrukturierung
Bei der kognitiven Umstrukturierung geht es darum, irrationale oder nicht hilfreiche Gedanken, die zu Wut beitragen, zu erkennen und in Frage zu stellen und sie durch ausgewogenere und rationalere Gedanken zu ersetzen. Diese Technik basiert auf der Annahme, dass unsere Gedanken unsere Emotionen und Verhaltensweisen

beeinflussen. Wenn wir also unsere Denkmuster ändern, können wir ändern, wie wir uns fühlen und auf Situationen reagieren. So üben Sie die kognitive Umstrukturierung:

1. Identifizieren Sie wütende Gedanken: Achten Sie auf die Gedanken und Überzeugungen, die mit Wutgefühlen einhergehen. Gibt es wiederkehrende Muster oder Themen? Zu den häufigen kognitiven Verzerrungen, die mit Wut verbunden sind, gehören Schwarz-Weiß-Denken, Katastrophisieren und Personalisierung.

2. Fordern Sie irrationale Gedanken heraus: Sobald Sie Ihre wütenden Gedanken identifiziert haben, fordern Sie sie heraus, indem Sie sich Fragen stellen wie:
- Welchen Beweis haben Sie, um diesen Gedanken zu stützen?
- Ziehe ich voreilige Schlüsse oder übertreibe ich die Situation?

- Gibt es alternative Erklärungen oder Perspektiven, die ich nicht in Betracht gezogen habe?

3. **Erzeugen Sie ausgewogenere Gedanken:** Ersetzen Sie irrationale oder wenig hilfreiche Gedanken durch ausgewogenere und rationalere. Anstatt zum Beispiel zu denken: „Das ist unfair und ich kann es nicht ertragen“, versuchen Sie, es so umzuformulieren: „Diese Situation ist eine Herausforderung, aber ich kann damit umgehen. Ich werde mich darauf konzentrieren, eine Lösung zu finden.“

4. **Üben Sie positive Selbstgespräche:** Nutzen Sie positive Affirmationen und Selbstermutigung, um Ihr Selbstvertrauen und Selbstwertgefühl zu stärken. Erinnern Sie sich an Ihre Stärken, Bewältigungsfähigkeiten und vergangenen Erfolge im Umgang mit Wut. Positive Selbstgespräche können dabei helfen, negativen Denkmustern entgegenzuwirken

und die Widerstandsfähigkeit gegenüber Wutauslösern zu stärken.

5. Suchen Sie nach einer Perspektive: Sprechen Sie mit vertrauenswürdigen Freunden, Familienmitgliedern oder einem Therapeuten über Ihre wütenden Gedanken und Überzeugungen. Eine Außenperspektive kann Ihnen helfen, verzerrte Denkmuster in Frage zu stellen und Einblicke in konstruktivere Möglichkeiten zur Interpretation von Situationen zu gewinnen.

Durch die Ausübung kognitiver Umstrukturierung können Sie eine ausgeglichenere und anpassungsfähigere Denkweise entwickeln, die es Ihnen ermöglicht, mit größerer Klarheit, Perspektive und Selbstbeherrschung auf Wutauslöser zu reagieren.

Problemlösungstechniken

Effektive Fähigkeiten zur Problemlösung sind entscheidend für den Umgang mit Wut und die konstruktive Lösung von

Konflikten. Anstatt impulsiv auf Situationen zu reagieren, die Ärger hervorrufen, ermöglichen Ihnen Problemlösungstechniken, die zugrunde liegenden Probleme zu erkennen und auf praktische Lösungen hinzuarbeiten. Hier sind einige Problemlösungstechniken, die Sie ausprobieren können:

1. Definieren Sie das Problem: Identifizieren Sie klar das spezifische Problem oder den Konflikt, der Ihren Ärger verursacht. Zerlegen Sie das Problem in kleinere, überschaubare Komponenten und berücksichtigen Sie die zugrunde liegenden Faktoren, die zur Situation beitragen.

2. Lösungen generieren: Brainstorming möglicher Lösungen für das Problem unter Berücksichtigung sowohl kurzfristiger als auch langfristiger Ergebnisse. Seien Sie kreativ und aufgeschlossen und verwerfen Sie Ideen nicht vorzeitig. Selbst scheinbar unkonventionelle Lösungen können einen Wert haben.

3. Lösungen bewerten: Bewerten Sie die potenziellen Vor- und Nachteile jeder Lösung und wägen Sie dabei Faktoren wie Machbarkeit, Wirksamkeit und ethische Überlegungen ab. Überlegen Sie, wie jede Lösung mit Ihren Werten und Zielen übereinstimmt, und priorisieren Sie diejenigen, die das beste Gesamtergebnis bieten.

4. Erstellen Sie einen Plan: Sobald Sie eine bevorzugte Lösung ausgewählt haben, erstellen Sie einen Schritt-für-Schritt-Plan für deren Umsetzung. Identifizieren Sie spezifische Maßnahmen, die Sie ergreifen müssen, Ressourcen, die Sie möglicherweise benötigen, und potenzielle Hindernisse, auf die Sie unterwegs stoßen könnten.

5. Handeln Sie: Setzen Sie Ihren Plan in die Tat um und beginnen Sie mit der Umsetzung der gewählten Lösung. Bleiben Sie konzentriert und engagiert bei der Umsetzung Ihres Plans und seien Sie bereit, den Kurs bei Bedarf auf der Grundlage von Feedback und neuen Informationen anzupassen.

6. Reflektieren und lernen: Nehmen Sie sich nach der Umsetzung Ihrer gewählten Lösung Zeit, über die Ergebnisse und Lehren aus der Erfahrung nachzudenken. Feiern Sie Erfolge, erkennen Sie Verbesserungsmöglichkeiten an und nutzen Sie dieses Feedback als Grundlage für zukünftige Problemlösungsbemühungen.

Durch das Üben von Problemlösungstechniken können Sie zugrunde liegende Probleme angehen, Konflikte lösen und verhindern, dass Wut zu destruktivem Verhalten eskaliert. Effektive Fähigkeiten zur Problemlösung ermöglichen es Ihnen, wütende Situationen mit einer proaktiven und lösungsorientierten Denkweise anzugehen, was zu positiveren Ergebnissen und gesünderen Beziehungen führt.

Der effektive Umgang mit Wut erfordert eine Kombination von Strategien, die sowohl die physiologischen als auch die psychologischen Aspekte der Wut berücksichtigen. Indem Sie tiefe Atem- und Entspannungsübungen, kognitive Umstrukturierungs- und Problemlösungstechniken in Ihr Toolkit zur Wutbewältigung integrieren, können Sie eine größere emotionale Belastbarkeit, Selbstwahrnehmung und zwischenmenschliche Fähigkeiten entwickeln. Denken Sie daran, dass der Umgang mit Wut eine Fähigkeit ist, deren Beherrschung Zeit und Übung erfordert, aber mit Hingabe und Ausdauer können Sie lernen, herausfordernde Situationen mit größerer Ruhe und Selbstvertrauen zu meistern.

Emotionales Bewusstsein entwickeln

Emotionales Bewusstsein ist die Fähigkeit, unsere eigenen Emotionen sowie die Emotionen anderer zu erkennen, zu verstehen und zu verwalten. Es ist eine grundlegende Fähigkeit für effektive Kommunikation, zwischenmenschliche Beziehungen und allgemeines Wohlbefinden. In diesem Abschnitt werden wir zwei Schlüsselaspekte der Entwicklung emotionalen Bewusstseins untersuchen: Emotionen erkennen und benennen sowie Empathie aufbauen und andere verstehen.

Emotionen erkennen und benennen

Der erste Schritt zur Entwicklung des emotionalen Bewusstseins besteht darin, unsere eigenen Emotionen zu erkennen und zu benennen. Vielen Menschen fällt es schwer, ihre Gefühle zu erkennen und zu artikulieren, was zu Schwierigkeiten beim effektiven Umgang mit ihnen führen kann. Hier sind einige Strategien zum Erkennen und Benennen von Emotionen:

1. Achtsamkeitspraxis: Kultivieren Sie das Bewusstsein für den gegenwärtigen Moment durch Achtsamkeitsmeditation oder Achtsamkeitsübungen. Achten Sie auf Ihre Gedanken, Körperempfindungen und Gefühle, ohne zu urteilen, und üben Sie, Ihre Gefühle zu benennen, wenn sie auftauchen.

2. Überprüfen Sie sich selbst: Machen Sie den ganzen Tag über regelmäßig Pausen, um sich selbst zu überprüfen und zu beurteilen, wie Sie sich fühlen. Stellen Sie sich Fragen wie: „Welche Gefühle spüre ich gerade?" und „Welche Faktoren könnten diese Emotionen beeinflussen?"

3. Verwenden Sie ein Gefühlsrad: Verwenden Sie ein Gefühlsrad oder eine Emotionstabelle, um bestimmte Emotionen zu identifizieren und zu benennen. Diese visuellen Hilfsmittel kategorisieren Emotionen in primäre und sekundäre Kategorien und machen es so einfacher, die genaue Emotion zu bestimmen, die Sie gerade erleben.

4. Tagebuch führen: Führen Sie ein Tagebuch, in dem Sie Ihre Gedanken und Gefühle schriftlich ausdrücken und erforschen können. Verwenden Sie eine beschreibende Sprache, um Ihre Emotionen zu artikulieren, und denken Sie über die zugrunde liegenden Ursachen oder Auslöser jeder Emotion nach.

5. Üben Sie den emotionalen Wortschatz: Erweitern Sie Ihren emotionalen Wortschatz, indem Sie lernen, zwischen subtilen Variationen von Emotionen zu unterscheiden. Versuchen Sie beispielsweise herauszufinden, ob Sie enttäuscht, frustriert oder traurig sind, anstatt einfach zu sagen: „Mir geht es schlecht".

6. Achten Sie auf körperliche Signale: Emotionen werden oft von körperlichen Empfindungen wie Engegefühl in der Brust, Schmetterlingen im Magen oder einem Kloß im Hals begleitet. Achten Sie auf diese körperlichen Signale, da sie wertvolle Hinweise auf Ihren emotionalen Zustand geben können.

Indem Sie Ihre eigenen Emotionen besser erkennen und benennen können, können Sie ein größeres Selbstbewusstsein und eine größere emotionale Intelligenz entwickeln, die für den effektiven Umgang mit Emotionen unerlässlich sind.

Empathie aufbauen und andere verstehen
Empathie ist die Fähigkeit, die Gefühle anderer zu verstehen und zu teilen, und sie spielt eine entscheidende Rolle beim Aufbau sinnvoller Verbindungen und der Förderung gesunder Beziehungen. Um Empathie zu entwickeln, müssen Sie aus der eigenen Perspektive heraustreten und sich auf die Gefühle und Erfahrungen anderer einlassen. So entwickeln Sie Empathie und Verständnis:

1. Üben Sie aktives Zuhören: Bemühen Sie sich im Umgang mit anderen bewusst, aufmerksam und einfühlsam zuzuhören. Konzentrieren Sie sich darauf, ihre Perspektive zu verstehen, ohne sie zu unterbrechen oder ein Urteil zu fällen. Denken Sie noch einmal darüber nach, was Sie gehört haben, um zu zeigen, dass Sie wirklich zuhören und verstehen.

2. Versetzen Sie sich in die Lage der Person: Versetzen Sie sich in die Lage der Person und überlegen Sie, wie Sie sich in ihrer Situation fühlen und reagieren würden. Diese Übung kann Ihnen dabei helfen, ein größeres Gefühl für Empathie und Perspektivenübernahme zu entwickeln.

3. Stellen Sie offene Fragen: Ermutigen Sie andere, ihre Gedanken und Gefühle mitzuteilen, indem Sie offene Fragen stellen, die zu eingehender Reflexion und Selbstdarstellung einladen. Vermeiden Sie Leit- oder Wertungsfragen und geben Sie ihnen Raum, ihre Erfahrungen in ihrem eigenen Tempo zu teilen.

4. Üben Sie nonverbale Empathie: Achten Sie auf nonverbale Hinweise wie Mimik, Körpersprache und Tonfall, um die Emotionen hinter den Worten besser zu verstehen. Zeigen Sie Empathie durch Ihre eigenen nonverbalen Signale, wie z. B. Nicken, Kontaktaufnahme und das Spiegeln der Körpersprache der Person.

5. Bestätigen Sie ihre Gefühle: Erkennen Sie die Gefühle der anderen Person an und bestätigen Sie sie, auch wenn Sie mit ihrer Perspektive nicht einverstanden sind. Drücken Sie Mitgefühl und Verständnis aus, indem Sie Dinge sagen wie: „Ich kann verstehen, warum Sie sich so fühlen" oder „Es hört sich an, als ob Sie wirklich damit zu kämpfen haben."

6. Kultivieren Sie Mitgefühl: Kultivieren Sie ein Gefühl von Mitgefühl und Freundlichkeit gegenüber anderen und erkennen Sie, dass jeder im Leben Schmerzen, Leid und Herausforderungen erlebt. Gehen Sie Interaktionen mit dem echten Wunsch an, Leiden zu lindern und das Wohlbefinden zu fördern.

Indem Sie Empathie und Verständnis für andere entwickeln, können Sie Ihre zwischenmenschlichen Beziehungen stärken, die Kommunikation verbessern und ein mitfühlenderes und unterstützenderes soziales Umfeld schaffen.

Die Entwicklung des emotionalen Bewusstseins ist eine Reise der Selbstfindung und des Wachstums, die Übung, Geduld und Selbstreflexion erfordert. Indem wir unsere eigenen Emotionen erkennen und benennen und Empathie und Verständnis für andere aufbauen, können wir ein größeres Selbstbewusstsein, eine größere emotionale Intelligenz und zwischenmenschliche Fähigkeiten entwickeln. Wenn wir unser emotionales Bewusstsein vertiefen, sind wir besser darauf vorbereitet, die Komplexität menschlicher Emotionen zu bewältigen und bedeutungsvollere Verbindungen mit anderen aufzubauen.

Aufbau gesunder Beziehungen

Der Aufbau und die Aufrechterhaltung gesunder Beziehungen ist für unser emotionales Wohlbefinden und die allgemeine Lebensqualität von entscheidender Bedeutung. Gesunde Beziehungen zeichnen sich durch gegenseitigen Respekt, Vertrauen, Kommunikation und Empathie aus. In diesem Abschnitt werden wir zwei Schlüsselaspekte beim Aufbau gesunder Beziehungen untersuchen: Fähigkeiten zur Konfliktlösung und die Entwicklung von Empathie und Respekt.

Konfliktlösungsfähigkeiten

Konflikte sind ein natürlicher und unvermeidlicher Teil jeder Beziehung, aber wie wir mit Konflikten umgehen, kann sich erheblich auf die Gesundheit und Langlebigkeit dieser Beziehungen auswirken. Konfliktlösungsfähigkeiten sind wichtig, um Meinungsverschiedenheiten, Missverständnisse und Spannungen konstruktiv und respektvoll anzugehen. Hier sind einige Strategien zur Entwicklung wirksamer Konfliktlösungsfähigkeiten:

1. Aktives Zuhören: Üben Sie aktives Zuhören, indem Sie der anderen Person Ihre volle Aufmerksamkeit schenken und sich darauf konzentrieren, ihre Perspektive zu verstehen. Vermeiden Sie es, Ihre Antwort zu unterbrechen oder zu formulieren, während sie sprechen. Hören Sie stattdessen einfühlsam zu, paraphrasieren Sie ihre Punkte, um sicherzustellen, dass sie verstanden werden, und stellen Sie bei Bedarf klärende Fragen.

2. Sich selbstbewusst ausdrücken: Zu einer selbstbewussten Kommunikation gehört es, Ihre Gedanken, Gefühle und Bedürfnisse klar und respektvoll auszudrücken, ohne in Aggression oder Passivität zu verfallen. Verwenden Sie „Ich"-Aussagen, um Ihre Gefühle auszudrücken und vermeiden Sie es, der anderen Person Vorwürfe zu machen oder sie zu kritisieren. Machen Sie genaue Angaben zu dem Verhalten oder Problem, das den Konflikt verursacht, und konzentrieren Sie sich darauf, eine für beide Seiten akzeptable Lösung zu finden.

3. Gemeinsamkeiten finden: Suchen Sie nach Bereichen der Übereinstimmung oder Gemeinsamkeiten, die als Grundlage für die Lösung des Konflikts dienen können. Konzentrieren Sie sich auf gemeinsame Ziele oder Interessen und erkunden Sie mögliche Kompromisse oder Lösungen, die den Bedürfnissen beider Parteien gerecht werden. Seien Sie aufgeschlossen und bereit, alternative Perspektiven in Betracht zu ziehen.

4. Umgang mit Emotionen: Halten Sie Ihre Emotionen während Konflikten unter Kontrolle, indem Sie Selbstregulierungstechniken wie tiefes Atmen, Entspannungsübungen anwenden oder bei Bedarf eine Pause einlegen. Vermeiden Sie eskalierende Konflikte, indem Sie auf persönliche Angriffe, Schreie oder aggressives Verhalten zurückgreifen. Bleiben Sie stattdessen ruhig und konzentrieren Sie sich auf die Suche nach einer Lösung.

5. Suche nach Mediation: Wenn Sie den Konflikt nicht alleine lösen können, ziehen Sie in Betracht, die Hilfe eines neutralen Dritten in Anspruch zu nehmen, beispielsweise eines Mediators oder Beraters. Mediatoren können einen konstruktiven Dialog ermöglichen, den Parteien dabei helfen, zugrunde liegende Probleme zu erforschen, und sie zu für beide Seiten akzeptablen Lösungen führen.

6. Aus Konflikten lernen: Betrachten Sie Konflikte als Chance für Wachstum und Lernen und nicht als Zeichen von Versagen oder Unzulänglichkeit. Denken Sie über die zugrunde liegenden Ursachen des Konflikts nach, identifizieren Sie Bereiche für eine Verbesserung der Kommunikation oder Problemlösung und verpflichten Sie sich, diese Erkenntnisse auf zukünftige Interaktionen anzuwenden.

Durch die Entwicklung von Fähigkeiten zur Konfliktlösung können Sie Konflikte effektiv angehen, Ihre Beziehungen stärken und ein größeres Verständnis und Vertrauen zwischen Ihnen und anderen fördern.

Empathie und Respekt entwickeln

Empathie und Respekt sind grundlegende Elemente gesunder Beziehungen und ermöglichen es uns, die Perspektiven, Gefühle und Erfahrungen anderer zu verstehen und zu schätzen. Um Empathie und Respekt zu entwickeln, muss man sich aufrichtig um das Wohlergehen anderer kümmern und sie mit Würde und Freundlichkeit behandeln. So entwickeln Sie Empathie und Respekt in Ihren Beziehungen:

1. Üben Sie sich im aktiven Zuhören: Hören Sie anderen aktiv zu, ohne zu urteilen oder zu unterbrechen, und bemühen Sie sich, ihre Gefühle und Perspektiven zu verstehen. Versetzen Sie sich in ihre Lage und stellen Sie sich vor, wie Sie sich in ihrer Situation fühlen würden. Zeigen Sie Empathie, indem Sie ihre Gefühle anerkennen und ihre Erfahrungen bestätigen.

2. Zeigen Sie echtes Interesse: Zeigen Sie echtes Interesse an anderen, indem Sie offene Fragen stellen, Neugier auf ihr Leben und ihre Erfahrungen zeigen und sich aktiv an Gesprächen beteiligen. Drücken Sie Empathie und Sorge um ihr Wohlergehen aus und bieten Sie bei Bedarf Unterstützung und Ermutigung an.

3. Grenzen respektieren: Respektieren Sie die Grenzen und den persönlichen Freiraum anderer, sowohl physisch als auch emotional. Vermeiden Sie es, ohne Erlaubnis in private oder sensible Bereiche einzudringen, und respektieren Sie ihr Recht, Grenzen zu setzen und ihre Bedürfnisse durchzusetzen.

4. Üben Sie nonverbale Empathie: Achten Sie auf nonverbale Hinweise wie Mimik, Körpersprache und Tonfall, um die Gefühle und Absichten anderer besser zu verstehen. Spiegeln Sie ihre Körpersprache, stellen Sie Kontakt her und nutzen Sie aufmerksames Zuhören, um Empathie und Respekt zu vermitteln.

5. Feiern Sie die Vielfalt: Schätzen und kalibrieren Sie die Vielfalt der Perspektiven, Hintergründe und Erfahrungen, die jeden Menschen einzigartig machen. Akzeptieren Sie kulturelle Unterschiede, Standpunkte und Identitäten und streben Sie danach, ein integratives und akzeptierendes Umfeld für alle zu schaffen.

6. Zeigen Sie Freundlichkeit und Mitgefühl: Zeigen Sie durch Ihre Worte und Taten Freundlichkeit und Mitgefühl gegenüber anderen. Bieten Sie bei Bedarf Unterstützung, Ermutigung und Hilfe an und zeigen Sie Sie Wertschätzung für ihre Beiträge und Bemühungen.

Indem Sie in Ihren Beziehungen Empathie und Respekt entwickeln, können Sie tiefe Verbindungen pflegen, Vertrauen und gegenseitiges Verständnis aufbauen und ein positives und unterstützendes soziales Umfeld schaffen.

Der Aufbau gesunder Beziehungen erfordert eine Kombination aus effektiver Kommunikation, Fähigkeiten zur Konfliktlösung sowie Empathie und Respekt. Durch die Entwicklung grundlegender Fähigkeiten und Qualitäten können Sie stärkere, bedeutungsvollere Beziehungen zu anderen aufbauen und ein unterstützendes und förderndes soziales Netzwerk aufbauen. Denken Sie daran, dass der Aufbau gesunder Beziehungen ein fortlaufender Prozess ist, der Anstrengung, Geduld und die Verpflichtung zu gegenseitigem Respekt und Verständnis erfordert.

Umgang mit Wut in herausfordernden Situationen

Wut ist eine natürliche Reaktion auf herausfordernde Situationen, aber wie wir mit Wut umgehen, kann sich stark auf unser Wohlbefinden und unsere Beziehungen auswirken. Um die Höhen und Tiefen des Lebens zu meistern, ist es wichtig zu lernen, in verschiedenen Kontexten effektiv mit Wut umzugehen. In diesem Abschnitt untersuchen wir Strategien zur Bewältigung von Wut in herausfordernden Situationen, einschließlich des Umgangs mit Gruppenzwang, der Bewältigung familiärer Konflikte und der Bewältigung von Wut im akademischen und sozialen Umfeld.

Umgang mit Gruppenzwang

Gruppenzwang kann Gefühle von Wut, Frustration und Groll auslösen, insbesondere wenn er Zwang oder Manipulation durch Gleichaltrige beinhaltet. Der Schlüssel zum effektiven Umgang mit Gruppenzwang ist, dass Sie lernen, sich durchzusetzen und

Entscheidungen zu treffen, die Ihren Werten und Zielen entsprechen. Hier sind einige Strategien zum Umgang mit Gruppenzwang:

1. Kennen Sie Ihre Werte: Nehmen Sie sich Zeit, über Ihre Werte, Überzeugungen und Ziele nachzudenken und herauszufinden, was Ihnen wichtig ist. Ein klares Gespür für Ihre Werte kann Ihnen dabei helfen, Entscheidungen zu treffen, die Ihren Prinzipien und Prioritäten entsprechen, selbst angesichts des Gruppenzwangs.

2. Üben Sie Durchsetzungsvermögen: Durchsetzungsvermögen bedeutet, für sich selbst einzustehen und Ihre Gedanken, Gefühle und Bedürfnisse selbstbewusst und respektvoll auszudrücken. Üben Sie, selbstbewusst „Nein" zu sagen, wenn Sie Gruppenzwang ausgesetzt sind, und bieten Sie bei Bedarf Erklärungen oder Alternativen an. Denken Sie daran, dass es in Ordnung ist, Ihrem eigenen Wohlbefinden und Ihren eigenen Werten Vorrang vor dem Wohlergehen anderer zu geben.

3. Suchen Sie nach Unterstützung: Umgeben Sie sich mit Freunden und Kollegen, die Ihre Entscheidungen respektieren und unterstützen, und suchen Sie nach positiven Einflüssen in Ihrem sozialen Umfeld. Ein unterstützendes Netzwerk von Gleichgesinnten kann bei Gruppenzwang Ermutigung und Bestätigung bieten.

4. Grenzen setzen: Setzen Sie klare Grenzen gegenüber Ihren Kollegen und kommunizieren Sie diese selbstbewusst. Lassen Sie andere wissen, welche Verhaltensweisen für Sie akzeptabel sind und welche nicht, und seien Sie bereit, Ihre Grenzen durchzusetzen, wenn diese überschritten werden. Respektieren Sie sich selbst genug, um Situationen zu vermeiden, die Ihre Werte oder Ihre Integrität gefährden.

5. Üben Sie Selbstfürsorge: Passen Sie körperlich, emotional und geistig auf sich auf, um Widerstandsfähigkeit gegenüber Gruppenzwang aufzubauen. Beteiligen Sie sich an Aktivitäten, die Ihnen Freude und Erfüllung bringen, legen Sie Wert auf Ihre Gesundheit und Ihr Wohlbefinden und üben Sie Selbstmitgefühl und Selbstakzeptanz.

Indem Sie Durchsetzungsfähigkeiten entwickeln, sich mit unterstützenden Gleichaltrigen umgeben und Ihren eigenen Werten und Ihrem Wohlbefinden Priorität einräumen, können Sie effektiv mit Gruppenzwang umgehen und gesunde Grenzen in Ihren Beziehungen wahren.

Umgang mit Familienkonflikten
Familienkonflikte sind eine häufige Quelle von Wut und Stress, aber auch eine Chance für Wachstum, Verständnis und Versöhnung. Wenn Sie lernen, effektiv zu kommunizieren, mit Emotionen umzugehen und Gemeinsamkeiten zu finden, können Sie familiäre Konflikte leichter bewältigen. Hier sind einige Strategien zur Bewältigung von Familienkonflikten:

1. Üben Sie sich im aktiven Zuhören: Hören Sie aktiv auf die Ansichten und Anliegen der Familienmitglieder, ohne sie zu unterbrechen oder in die Defensive zu gehen. Zeigen Sie Empathie und Verständnis und bemühen Sie sich, die Situation aus ihrer Sicht zu betrachten. Reflektieren Sie, was Sie hören, um sicherzustellen, dass Sie Ihre Gefühle verstehen und bestätigen.

2. Drücken Sie sich ruhig aus: Wenn Sie Ihre eigenen Gedanken und Gefühle ausdrücken, tun Sie dies ruhig und respektvoll. Vermeiden Sie es, andere anzuschreien, ihnen Vorwürfe zu machen oder sie zu kritisieren, da dies Konflikte eskalieren und eine effektive Kommunikation behindern kann. Verwenden Sie „Ich"-Aussagen, um Ihre Gefühle und Bedürfnisse auszudrücken, ohne Schuldzuweisungen zu machen.

3. Suchen Sie nach Gemeinsamkeiten: Suchen Sie nach übereinstimmenden Bereichen oder gemeinsamen Zielen, die als Grundlage für die Lösung des Konflikts dienen können. Konzentrieren Sie sich darauf, Win-Win-Lösungen zu finden, die auf die Bedürfnisse und Anliegen aller beteiligten Familienmitglieder eingehen. Seien Sie bereit, Kompromisse einzugehen und in gutem Glauben zu verhandeln.

4. Grenzen setzen: Setzen Sie klare Grenzen gegenüber Familienmitgliedern und kommunizieren Sie diese selbstbewusst. Lassen Sie sie wissen, welche Verhaltensweisen für Sie akzeptabel sind und welche nicht, und seien Sie darauf vorbereitet, Ihre Grenzen durchzusetzen, wenn diese verletzt werden. Respektieren Sie sich selbst genug, um Ihr eigenes Wohlbefinden und Ihre eigenen Werte in den Vordergrund zu stellen.

5. Suchen Sie bei Bedarf eine Mediation auf: Wenn Konflikte bestehen bleiben und

Sie nicht in der Lage sind, sie selbst zu lösen, ziehen Sie in Betracht, die Hilfe eines neutralen Dritten in Anspruch zu nehmen, beispielsweise eines Familientherapeuten oder Mediators. Mediatoren können einen konstruktiven Dialog ermöglichen, den Parteien dabei helfen, zugrunde liegende Probleme zu erforschen, und sie zu für beide Seiten akzeptablen Lösungen führen.

Indem Sie aktiv zuhören, sich ruhig äußern, nach Gemeinsamkeiten suchen, Grenzen setzen und bei Bedarf nach Vermittlung suchen, können Sie familiäre Konflikte effektiver meistern und Ihre Beziehungen zu Ihren Lieben stärken.

Umgang mit Wut im akademischen und sozialen Umfeld

Akademische und soziale Rahmenbedingungen können ein Nährboden für Wut und Frustration sein, insbesondere wenn sie akademischem Druck, Konflikten mit Gleichaltrigen oder sozialen Herausforderungen ausgesetzt sind. Das

Erlernen des Umgangs mit Wut in diesen Situationen ist für die Aufrechterhaltung von Konzentration, Belastbarkeit und positiven Beziehungen von entscheidender Bedeutung. Hier sind einige Strategien zum Umgang mit Wut im akademischen und sozialen Umfeld:

1. Üben Sie Stressmanagement: Entwickeln Sie gesunde Bewältigungsstrategien für den Umgang mit akademischem Stress, wie z. B. Zeitmanagement, Organisation und Selbstfürsorge. Machen Sie bei Bedarf Pausen, priorisieren Sie Aufgaben und suchen Sie Unterstützung bei Lehrern, Beratern oder akademischen Beratern, wenn Sie sich überfordert fühlen.

2. Effektiv kommunizieren: Wenn Sie im akademischen oder sozialen Umfeld mit Konflikten oder Missverständnissen konfrontiert werden, kommunizieren Sie Ihre Gedanken und Gefühle selbstbewusst und respektvoll. Verwenden Sie „Ich"-

Aussagen, um sich auszudrücken und vermeiden Sie es, andere zu beschuldigen oder anzugreifen. Hören Sie aktiv auf die Perspektiven anderer und suchen Sie nach Gemeinsamkeiten.

3. Suchen Sie Unterstützung: Zögern Sie nicht, Unterstützung von Lehrern, Kollegen oder Fachleuten für psychische Gesundheit zu suchen, wenn Sie im akademischen oder sozialen Umfeld mit Wut oder Stress zu kämpfen haben. Sie können Anleitungen, Ressourcen und Strategien für den Umgang mit akademischem Druck, sozialen Herausforderungen und zwischenmenschlichen Konflikten anbieten.

4. Üben Sie Selbstmitgefühl: Seien Sie freundlich und mitfühlend zu sich selbst, wenn Sie im akademischen oder sozialen Umfeld mit Herausforderungen oder Rückschlägen konfrontiert werden. Erkennen Sie Ihre Bemühungen und Erfolge an und erinnern Sie sich daran, dass es in Ordnung ist, Fehler zu machen oder um

Hilfe zu bitten. Behandeln Sie sich selbst mit dem Verständnis und der Empathie, die Sie einem Freund entgegenbringen würden.

5. Resilienz aufbauen: Entwickeln Sie Resilienz gegenüber akademischen und sozialen Stressfaktoren, indem Sie sich auf Ihre Stärken konzentrieren, Fähigkeiten zur Problemlösung entwickeln und eine positive Einstellung bewahren. Begreifen Sie Herausforderungen als Chancen für Wachstum und Lernen und betrachten Sie Rückschläge als vorübergehende Hindernisse und nicht als unüberwindbare Barrieren.

Indem Sie Stressbewältigung üben, effektiv kommunizieren, Unterstützung suchen, Selbstmitgefühl üben und Belastbarkeit aufbauen, können Sie effektiv mit Wut umgehen und sich leichter und selbstbewusster in akademischen und sozialen Situationen zurechtfinden.

Ich suche Unterstützung

Die Suche nach Unterstützung ist ein entscheidender Aspekt bei der Bewältigung von Wut und der effektiven Bewältigung herausfordernder Situationen. Unabhängig davon, ob Sie mit persönlichen Schwierigkeiten, Beziehungskonflikten oder akademischem Stress konfrontiert sind, kann die Suche nach Unterstützung Ihnen Orientierung, Bestätigung und Ressourcen bieten, die Ihnen helfen, durch schwierige Zeiten zu navigieren. In diesem Abschnitt untersuchen wir zwei wichtige Möglichkeiten, um Unterstützung zu suchen: die Suche nach vertrauenswürdigen Erwachsenen und Mentoren sowie die Inanspruchnahme professioneller Hilfe und Beratungsmöglichkeiten.

Identifizierung vertrauenswürdiger Erwachsener und Mentoren

Vertrauenswürdige Erwachsene und Mentoren spielen eine wichtige Rolle bei der Führung, Ermutigung und Unterstützung in herausfordernden Zeiten. Diese Personen können ein offenes Ohr, praktische Ratschläge und emotionale Bestätigung bieten und Ihnen dabei helfen, eine Perspektive zu gewinnen und durch schwierige Situationen zu navigieren. Hier sind einige Tipps, wie Sie vertrauenswürdige Erwachsene und Mentoren in Ihrem Leben identifizieren können:

1. Familienmitglieder: Familienmitglieder wie Eltern, Großeltern oder ältere Geschwister können als vertrauenswürdige Erwachsene und Mentoren dienen. Sie haben oft ein tiefes Verständnis für Ihren Hintergrund, Ihre Werte und Ihre persönliche Geschichte, was sie zu wertvollen Quellen der Unterstützung und Anleitung macht.

2. Lehrer und Schulberater: Lehrer und Schulberater sind ausgebildete Fachkräfte, die Unterstützung und Anleitung in akademischen und persönlichen

Angelegenheiten bieten können. Sie können Ressourcen, Empfehlungen und praktische Ratschläge zur Bewältigung von akademischem Stress, Konflikten mit Kollegen und anderen Herausforderungen bereitstellen.

3. Trainer und außerschulische Leiter: Trainer, Clubberater und außerschulische Leiter können als Mentoren und Vorbilder fungieren und außerhalb des Klassenzimmers Anleitung, Ermutigung und Unterstützung bieten. Sie können Möglichkeiten zum Kompetenzaufbau, zur persönlichen Weiterentwicklung und zur Führungsentwicklung bieten.

4. Gemeindevorsteher und Mentoren: Gemeindevorsteher, wie religiöse Führer, Gemeindeorganisatoren oder ehrenamtliche Mentoren, können wertvolle Unterstützung und Anleitung bei der Bewältigung gemeinschaftlicher Probleme, kultureller Herausforderungen oder persönlicher Probleme bieten. Sie bieten möglicherweise

Mentoring, Beratung oder Verweise auf Community-Ressourcen an.

5. Gesundheitsdienstleister: Gesundheitsdienstleister wie Ärzte, Therapeuten oder Berater können Unterstützung und Anleitung bei körperlichen, emotionalen und psychischen Gesundheitsproblemen anbieten. Sie können Beurteilungen, Diagnosen und Behandlungsmöglichkeiten zur Bewältigung von Wut, Stress oder anderen psychologischen Problemen bereitstellen.

Achten Sie bei der Suche nach vertrauenswürdigen Erwachsenen und Mentoren auf Personen, die Eigenschaften wie Empathie, Respekt und Vertrauenswürdigkeit aufweisen. Berücksichtigen Sie deren Fachwissen, Erfahrung und Verfügbarkeit und wählen Sie Personen aus, denen Sie sich gerne anvertrauen und von denen Sie Rat suchen können.

Professionelle Hilfe und Beratungsmöglichkeiten

Zusätzlich zur Suche nach Unterstützung von vertrauenswürdigen Erwachsenen und Mentoren können professionelle Hilfe und Beratungsmöglichkeiten spezielle Unterstützung bei der Bewältigung von Wut, Stress und anderen psychologischen Problemen bieten. Professionelle Berater und Therapeuten bieten einen sicheren und vertraulichen Raum, um Ihre Gedanken, Gefühle und Erfahrungen zu erforschen, und können evidenzbasierte Interventionen anbieten, die Ihnen bei der Bewältigung und Heilung helfen. Hier sind einige professionelle Hilfe- und Beratungsoptionen, die Sie in Betracht ziehen sollten:

1. **Einzeltherapie:** Bei der Einzeltherapie geht es um ein persönliches Treffen mit einem ausgebildeten Therapeuten oder Berater, um persönliche Probleme zu besprechen, Ziele festzulegen und Bewältigungsstrategien für den Umgang mit

Wut und anderen Emotionen zu entwickeln. Therapeuten können verschiedene Therapieansätze anwenden, wie z. B. kognitive Verhaltenstherapie (CBT), dialektische Verhaltenstherapie (DBT) oder achtsamkeitsbasierte Therapie, um spezifische Probleme anzusprechen und das emotionale Wohlbefinden zu fördern.

2. Gruppentherapie: Bei der Gruppentherapie handelt es sich um ein Treffen mit einer kleinen Gruppe von Gleichaltrigen, die ähnliche Sorgen oder Probleme haben, moderiert durch einen ausgebildeten Therapeuten oder Berater. Gruppentherapie bietet Möglichkeiten zur Unterstützung, Bestätigung und Perspektivenübernahme durch Gleichaltrige und kann besonders hilfreich sein, um neue Bewältigungsstrategien zu erlernen, soziale Interaktionen zu üben und Erkenntnisse aus den Erfahrungen anderer zu gewinnen.

3. Familientherapie: Familientherapie beinhaltet ein Treffen mit einem

Therapeuten oder Berater als Familieneinheit, um Beziehungskonflikte, Kommunikationsprobleme und Familiendynamik anzugehen. Familientherapie bietet eine sichere und unterstützende Umgebung, um Interaktionsmuster zu erkunden, Konflikte zu lösen und familiäre Bindungen zu stärken.

4. Online-Beratung: Online-Beratungsplattformen bieten bequeme und zugängliche Möglichkeiten, Beratung und Unterstützung von lizenzierten Therapeuten oder Beratern per Telefon, Video oder Textkommunikation zu erhalten. Online-Beratung kann eine geeignete Option für Personen sein, die die Flexibilität und Privatsphäre virtueller Therapiesitzungen bevorzugen.

5. Psychiatrische Untersuchung und Medikamentenmanagement: In einigen Fällen können Wut und andere psychologische Bedenken mit zugrunde liegenden psychischen Erkrankungen wie Depressionen, Angstzuständen oder Traumata zusammenhängen. Eine psychiatrische Untersuchung durch einen qualifizierten Psychiater oder psychiatrischen Krankenpfleger kann eine diagnostische Beurteilung, Medikamentenverwaltung und Behandlungsoptionen bieten, die auf Ihre individuellen Bedürfnisse zugeschnitten sind.

Wenn Sie professionelle Hilfe und Beratungsoptionen in Betracht ziehen, ist es wichtig, Anbieter zu recherchieren und auszuwählen, die über eine Lizenz, Erfahrung und Fachwissen in der Behandlung von Wut und damit verbundenen Problemen verfügen. Berücksichtigen Sie Faktoren wie Kosten, Versicherungsschutz, Standort und Qualifikationen des Therapeuten und zögern Sie nicht, eine Beratung oder Erstbeurteilung in Anspruch zu nehmen, um festzustellen, ob ein Anbieter für Sie geeignet ist.

Die Suche nach Unterstützung von vertrauenswürdigen Erwachsenen, Mentoren und professionellen Beratern ist ein wichtiger Aspekt bei der Bewältigung von Wut und der effektiven Bewältigung herausfordernder Situationen. Unabhängig davon, ob Sie mit persönlichen Schwierigkeiten, Beziehungskonflikten oder akademischem Stress konfrontiert sind, kann die Suche nach Unterstützung wertvolle Orientierung, Bestätigung und Ressourcen bieten, die Ihnen helfen, schwierige Zeiten zu meistern. Denken Sie daran, dass die Suche nach Unterstützung ein Zeichen von Stärke und nicht von Schwäche ist und dass Sie Herausforderungen nicht alleine bewältigen müssen. Indem Sie sich um Unterstützung und Anleitung bemühen, können Sie Ihre Widerstandsfähigkeit stärken, eine Perspektive gewinnen und wirksame Bewältigungsstrategien entwickeln, um mit Wut umzugehen und das emotionale Wohlbefinden zu fördern.

Vorwärts gehen

Während Sie daran arbeiten, mit Ihrer Wut umzugehen und herausfordernde Situationen zu meistern, ist es wichtig, sich darauf zu konzentrieren, voranzukommen und proaktive Schritte zu unternehmen, um persönliches Wachstum und Wohlbefinden zu fördern. Das Setzen von Zielen für die Wutbewältigung sowie die Auseinandersetzung mit der kontinuierlichen Verbesserung sind Schlüsselkomponenten dieses Prozesses. In diesem Abschnitt werden wir untersuchen, wie das Setzen von Zielen und das Nachdenken über Ihre Erfahrungen Ihnen dabei helfen können, auf Ihrem Weg zu einem gesünderen emotionalen Ausdruck und zwischenmenschlichen Beziehungen voranzukommen.

Ziele für die Wutbewältigung setzen

Das Setzen spezifischer, messbarer, erreichbarer, relevanter und zeitgebundener (SMART) Ziele für die Wutbewältigung kann Ihnen Orientierung und Motivation für Ihre Bemühungen zur Veränderung und zum Wachstum geben. Diese Ziele können von kurzfristigen Zielen bis hin zu langfristigen Bestrebungen reichen und sollten auf Ihre individuellen Bedürfnisse, Vorlieben und Umstände zugeschnitten sein. Hier sind einige Beispiele für SMART-Ziele für die Wutbewältigung:

1. **Kurzfristiges Ziel:** „Üben Sie jeden Tag 10 Minuten lang tiefe Atem- und Entspannungsübungen, um Stress abzubauen und eine Eskalation der Wut zu verhindern."

2. **Mittelfristiges Ziel:** „Nehmen Sie an einem sechswöchigen Workshop zur Wutbewältigung teil, um neue Bewältigungsstrategien und Kommunikationsfähigkeiten für den Umgang mit Wut in herausfordernden Situationen zu erlernen."

3. **Langfristiges Ziel:** „Entwickeln Sie gesunde Fähigkeiten zur Konfliktlösung und

pflegen Sie positive Beziehungen zu Familienmitgliedern, indem Sie regelmäßig an Familientherapiesitzungen teilnehmen und offene Kommunikation üben."

Wenn Sie sich Ziele für die Wutbewältigung setzen, ist es wichtig, diese in kleinere, überschaubare Schritte zu unterteilen und Ihre Fortschritte auf dem Weg zu feiern. Seien Sie flexibel und anpassungsfähig bei der Anpassung Ihrer Ziele je nach Bedarf, basierend auf Ihren sich entwickelnden Bedürfnissen und Umständen, und lassen Sie sich nicht von Rückschlägen oder Hindernissen entmutigen. Denken Sie daran, dass Veränderungen Zeit und Mühe erfordern und dass jeder Schritt nach vorne ein Schritt zu großem emotionalem Wohlbefinden und Belastbarkeit ist.

Reflexion und kontinuierliche Verbesserung

Reflexion ist ein wirksames Werkzeug zur Selbsterkenntnis, zum Lernen und zum Wachstum. Indem Sie sich die Zeit nehmen, über Ihre Erfahrungen, Gedanken und Verhaltensweisen nachzudenken, können Sie Einblick in die zugrunde liegenden Ursachen Ihrer Wut gewinnen, Muster und Auslöser identifizieren und Strategien für einen effektiveren Umgang mit Wut entwickeln. Hier sind einige Strategien zur Reflexion und kontinuierlichen Verbesserung:

1. Führen Sie ein Tagebuch: Führen Sie ein Tagebuch, in dem Sie Ihre Gedanken, Gefühle und Erfahrungen im Zusammenhang mit Wut und deren Bewältigung aufzeichnen können. Nutzen Sie das Journaling als Gelegenheit zur Selbstreflexion, Erkundung und Problemlösung und überprüfen Sie Ihre Einträge regelmäßig, um Ihre Fortschritte zu verfolgen und Verbesserungsmöglichkeiten zu identifizieren.

2. Holen Sie Feedback ein: Bitten Sie vertrauenswürdige Freunde, Familienmitglieder oder Mentoren um

Feedback zu Ihren Bemühungen zur Wutbewältigung. Sie können wertvolle Einsichten, Perspektiven und Vorschläge für einen effektiveren Umgang mit Wut bieten, und ihre Unterstützung kann Ermutigung und Motivation für Ihre Reise sein.

3. Bewerten Sie Ihre Strategien: Bewerten Sie regelmäßig die Wirksamkeit Ihrer Wutbewältigungsstrategien und Bewältigungsmechanismen. Bewerten Sie, was gut funktioniert und was verbessert werden könnte, und seien Sie bereit, basierend auf Ihren Erkenntnissen und Ihrem Feedback mit neuen Ansätzen und Techniken zu experimentieren.

4. Feiern Sie den Erfolg: Feiern Sie Ihre Erfolge und Erfolge, egal wie klein sie auch sein mögen. Erkennen und anerkennen Sie Ihre Fortschritte beim Umgang mit Wut und beim Erreichen Ihrer Ziele und nutzen Sie Siege als Motivation, um auf Ihrem Weg des persönlichen Wachstums und der persönlichen Entwicklung weiter voranzukommen.

5. Üben Sie Selbstmitgefühl: Seien Sie sanft und mitfühlend mit sich selbst, während Sie die Höhen und Tiefen der Wutbewältigung meistern. Akzeptieren Sie, dass Rückschläge und Herausforderungen ein natürlicher Teil des Prozesses sind, und gehen Sie mit Freundlichkeit, Verständnis und Geduld um, während Sie auf eine positive Veränderung hinarbeiten.

Durch Reflexion und kontinuierliche Verbesserung können Sie Ihr Selbstbewusstsein vertiefen, Ihre Bewältigungsstrategien verfeinern und eine größere Widerstandsfähigkeit im Umgang mit Wut und damit verbundenen Herausforderungen entwickeln. Nehmen Sie den Wachstums- und Lernprozess an und vertrauen Sie auf Ihre Fähigkeit, Hindernisse zu überwinden und trotz Widrigkeiten erfolgreich zu sein.

Das Setzen von Zielen für die Wutbewältigung und die Beschäftigung mit Reflexion und kontinuierlicher Verbesserung sind wesentliche Schritte, um auf Ihrem Weg zu einem gesünderen emotionalen Ausdruck und zwischenmenschlichen Beziehungen voranzukommen. Indem Sie sich SMARTe Ziele setzen, Erfolge feiern und aus Rückschlägen lernen, können Sie den Weg zu mehr Selbstbewusstsein, emotionalem Wohlbefinden und Belastbarkeit einschlagen. Denken Sie daran, dass Veränderung ein schrittweiser Prozess ist und dass jede Anstrengung, die Sie unternehmen, um effektiver mit Ihrer Wut umzugehen, Sie einem Leben näher bringt, das von Frieden, Ausgeglichenheit und Erfüllung geprägt ist.

Abschluss

Zusammenfassend lässt sich sagen, dass „Anger Management for Teen Boys" nicht nur ein Leitfaden ist; Es ist ein Fahrplan für Stärkung, Belastbarkeit und Wachstum. Während dieser Reise erkundeten wir die Tiefen des Zorns, erlernten Strategien für eine wirksame Bewältigung und erkannten die Bedeutung der Suche nach Unterstützung und der kontinuierlichen Selbstverbesserung.

Vom Verständnis der Wurzeln der Wut bis hin zur Entwicklung von Empathie, Kommunikationsfähigkeiten und Bewältigungsmechanismen war jedes Kapitel ein Sprungbrett zu größerer emotionaler Intelligenz und gesünderen Beziehungen. Wir haben herausfordernde Situationen gemeistert und Rückschläge als Chancen für Lernen und Wachstum erkannt.

Wenn Sie dieses Buch schließen, denken Sie daran, dass es beim Umgang mit Wut nicht darum geht, Emotionen zu unterdrücken, sondern ihre Kraft konstruktiv zu nutzen. Es geht darum, Ihre Auslöser zu erkennen, sich Ihrer selbst bewusst zu werden und zu entscheiden, wie Sie mit Absicht und Integrität reagieren.

Sie werden nicht durch Ihre Wut definiert; Sie werden dadurch definiert, wie Sie sich darüber erheben. Begeben Sie sich auf die Reise der Selbstfindung, feiern Sie Ihre Siege und schenken Sie sich selbst Mitgefühl auf dem Weg.

Möge dieses Buch Ihnen als Leuchtfeuer der Hoffnung und Orientierung dienen, während Sie sich durch die Komplexität der Jugend bewegen und stärker, weiser und belastbarer als je zuvor daraus hervorgehen. Der Weg nach vorne mag herausfordernd sein, aber mit Mut, Entschlossenheit und den Werkzeugen, die Sie erworben haben, haben Sie die Kraft, eine Zukunft voller Frieden, Verständnis und grenzenlosem Potenzial zu gestalten.

Denken Sie daran: Sie sind nicht allein und Ihr Weg zur Wutbewältigung ist ein Beweis für Ihre Stärke, Ihren Mut und Ihre Wachstumsfähigkeit. Nehmen Sie die gewonnenen Erkenntnisse an, setzen Sie sie fort und schreiten Sie mutig in die glänzende Zukunft, die Sie erwartet.

www.ingramcontent.com/pod-product-compliance
Lightning Source LLC
Chambersburg PA
CBHW070840260726
48660CB00005B/2101